AF466335

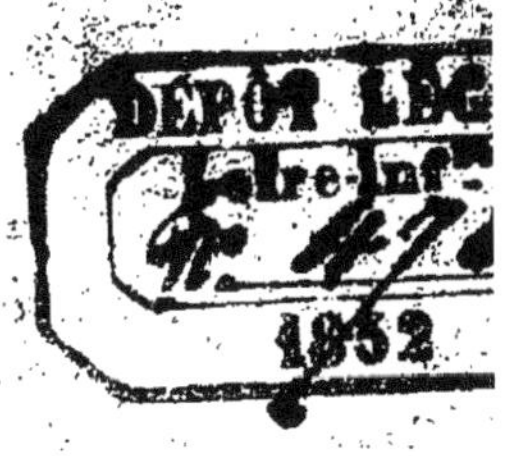

ÉTUDES CLINIQUES

SUR

L'HERPÈS TONSURANT,

PAR M. MALHERBE, D.-M.,

MÉDECIN SUPPLÉANT DES HÔPITAUX DE NANTES,

MEMBRE DU CONSEIL DE SALUBRITÉ DE LA LOIRE-INFÉRIEURE ;

SUIVIES

DE RÉFLEXIONS

SUR L'HERPÈS TONSURANT

ET

D'UNE NOTE SUR LE PORRIGO SCUTULATA,

PAR M. LETENNEUR, D.-M.,

ANCIEN INTERNE DE L'HÔPITAL SAINT-LOUIS.

NANTES,

IMPRIMERIE DE M.me V.e CAMILLE MELLINET.

1852.

ÉTUDES CLINIQUES

SUR

L'HERPÈS TONSURANT,

PAR M. MALHERBE, D.-M.,

MÉDECIN SUPPLÉANT DES HÔPITAUX DE NANTES,

MEMBRE DU CONSEIL DE SALUBRITÉ DE LA LOIRE-INFÉRIEURE.

L'herpès tonsurant, qui n'a été que dans ces dernières années bien nettement distingué des autres maladies qui s'observent au cuir chevelu, avait été décrit par les auteurs anglais sous le nom de ringworm, et confondu par eux avec le favus en cercles auquel ils donnaient le même nom.

Plusieurs circonstances tendaient à faire durer la confusion : 1° la forme circulaire des plaques malades ; 2° l'aspect squameux qu'affecte le favus en cercles à une certaine époque de son développement; 3° la nature contagieuse des deux maladies ; 4° enfin, l'alopécie, qui pourtant n'est qu'apparente dans l'herpès tonsurant, comme nous le dirons plus loin.

On avait, il est vrai, remarqué des différences dans l'élément primitif, et on avait été conduit à admettre un ringworm vésiculeux qui répondait à l'herpès tonsurant, et un ringworm pustuleux, qui n'était autre que le favus en cercles; mais sans séparer suffisamment ces deux affections si distinctes, et en les réunissant mal à propos sous le nom générique de ringworm.

A l'époque où MM. Cazenave et Schedel publièrent la deuxième édition de leur abrégé pratique des maladies de la peau, ils avaient déjà entrevu la nature de cette maladie, sans s'en être rendu un compte bien exact : ainsi, à propos du diagnostic du favus en cercles, ils disent qu'il pourrait être confondu avec l'herpès circinné, développé au cuir chevelu, mais que l'absence de caractère contagieux propre à ce dernier fournit un excellent moyen de diagnostic ; nous verrons ci-après la valeur de cette opinion. Jusque-là l'herpès tonsurant restait confondu avec le favus en cercles ou porrigo scutulata.

Déjà, cependant, dans ses recherches sur le siége et la nature des teignes, publiées en 1829, M. Mahon avait donné, sous le nom de teigne tondante, une assez bonne description de la maladie. Sans doute il n'avait point établi la nature vésiculeuse de l'élément primitif; mais l'aspect des plaques et la tonsure sont nettement indiqués, et la figure qu'il y joint, quoique imparfaite, ne laisse aucun doute sur l'espèce qu'il a voulu représenter.

Plus tard, cette maladie s'étant manifestée dans plusieurs pensionnats de Paris, M. Cazenave eut de fréquentes occasions de l'observer, et établit qu'elle avait beaucoup d'analogie avec l'herpès circinné; il en fit une variété de l'herpès, sous le nom d'herpès tonsurant.

Ce n'est que dans son traité des maladies du cuir chevelu, publié en 1850, que cet auteur dit d'une manière formelle que l'herpès circinné et l'herpès tonsurant ne sont qu'une seule et même maladie; la différence de siége explique la différence d'aspect.

Au mois de mars 1852, une orpheline, âgée de 11 ans, entre à l'hôpital Saint-Jacques, salle Sainte-Agnès : elle présentait à la tête des plaques squameuses que nous prîmes pour de l'eczema chronique, et sur le cou et les bras des plaques vésiculeuses arrondies qui nous firent penser à l'herpès circinné; nous ne songeâmes nullement à l'herpès tonsurant dont nous avions lu la description donnée par M. Cazenave, en 1850, dans un mémoire sur l'alopécie (1); mais que nous n'avions jamais observé. Nous eûmes alors recours au traité des maladies du cuir chevelu, et, dans la description de l'herpès tonsurant, nous reconnûmes tous les traits essentiels de l'affection que nous avions sous les yeux.

Préoccupé de la nature contagieuse du mal, nous examinâmes avec soin nos autres malades, et nous constatâmes, dans la salle même, trois cas de contagion. De plus, comme l'enfant qui nous avait apporté la maladie, avant d'entrer à l'infirmerie, était restée plusieurs jours dans le quartier des orphelines, nous visitâmes minutieusement tous les enfants qui l'habitent et nous reconnûmes l'herpès tonsurant chez huit d'entre elles. Quelques jours après, il nous en vint une neuvième, et depuis, deux autres ont subi la contagion dans la salle ; ce qui fait en tout 15 cas.

Plusieurs présentaient en même temps des plaques d'herpès circinné sur le cou ou sur les bras ; chez trois malades, il n'existait qu'une seule plaque d'herpès circinné et rien au cuir chevelu ; chez quelques-unes, nous observâmes des plaques placées à moitié sur la cuir chevelu, à moitié sur la peau dépourvue de poils : cette dernière disposition se rencontre fréquemment derrière les oreilles.

Nous allons reproduire brièvement la description de la maladie, en insistant spécialement sur certaines circonstances qui n'ont point été signalées par M. Cazenave.

Elle débute comme l'herpès circinné par un petit point rouge, qui se recouvre de vésicules, s'élargit par la circonférence, et qui finit par produire une plaque squameuse, dépourvue de cheveux, d'une étendue variable; mais, en général, de la dimension d'une pièce de cinq francs. Tantôt il n'existe qu'une seule plaque, tantôt on en observe plusieurs en même temps. Le centre des plaques ne se

---

(1) J. des Con. méd., chir., t. XXXIV, p. 87.

guérit point comme dans l'herpès circinné à mesure qu'elles s'étendent par la circonférence, mais il reste couvert de petites squames blanc grisâtre ou bleuâtre. Cette différence ne peut servir, du reste, à établir deux espèces, puisque, comme nous le verrons plus loin, les deux formes se reproduisent mutuellement par contagion; et que, sur les plaques, dont une moitié repose sur le cuir chevelu, et l'autre moitié sur la peau dépourvue de poils, on observe, en même temps, la maladie sous ses deux aspects.

Les squames de l'herpès tonsurant sont plus minces que celles de l'eczema, plus adhérentes que celles du pityriasis; la surface des plaques sèche et rugueuse ne laisse jamais apercevoir ni sécrétion liquide, ni ulcération; la desquamation y est très-peu active, et l'épiderme semble s'épaissir par sa face profonde: aussi les cercles de tonsure sont-ils visiblement saillants au-dessus du niveau de la peau environnante. Quand la maladie est bien caractérisée, elles tranchent nettement sur les parties voisines où les cheveux sont à l'état normal, et elles semblent, au premier abord, atteintes d'alopécie véritable; mais en y regardant de près, on voit que les cheveux sont coupés à un ou deux millimètres de la surface du derme; et de plus déviés de leur direction naturelle, couchés et recourbés en différents sens. Cette déviation est tellement remarquable, que quand la tête a été rasée, et que l'application d'un cataplasme a fait disparaître momentanément les squames, elle sert à reconnaître les limites des plaques malades qui ne sont pas entourées d'un cercle inflammatoire. Ce fait déjà signalé par M. Gruby et omis par M. Cazenave, acquiert cependant une grande importance pour le diagnostic, quand l'herpès tonsurant est disséminé ou compliqué d'autres affections du cuir chevelu. Souvent plusieurs plaques se réunissent et leur forme circulaire est alors moins facile à saisir; deux fois nous avons vu cette confluence des plaques dépouiller de cheveux un tiers de la surface du cuir chevelu. Chez d'autres malades, l'éruption est comme disséminée et ne présente nulle part de cercles bien déterminés; dans cette forme, l'état squameux est beaucoup moins prononcé. On voit aussi des plaques parfaitement arrondies sur lesquelles restent çà et là des cheveux isolés ou par mèches qui ont échappé à la tonsure. Enfin, nous avons observé plusieurs cas de complication de l'herpès tonsurant avec l'eczema ou l'eczema impétigineux ; dans ces circonstances, les produits de sécrétion appartenant aux maladies compliquantes, dissimulent le caractère essentiel de cet herpès, la tonsure ; il convient alors de nettoyer la tête par l'application de cataplasmes émollients, et bientôt l'apparition des cheveux coupés et déviés vient éclairer le diagnostic ; quant à la forme circulaire des plaques, il devient ici impossible de la retrouver.

Ce qu'il n'est guère plus facile de voir, c'est l'état vésiculeux qui précède l'état squameux ; c'est, qu'en général, on ne s'aperçoit de la présence de l'herpès tonsurant que quand les cheveux sont coupés, et déjà l'élément primitif a disparu. Cependant, si l'on fait raser complétement la tête, les plaques en voie d'extension se montrent entourées d'un cercle rosé sur lequel les vésicules sont très-apparentes et que cachaient les cheveux encore intacts.

Malgré l'existence de ce cercle rosé, il est évident que la maladie ne s'accompagne jamais d'une inflammation tant soit peu vive, puisque la seule sensation accusée, et par quelques-uns des malades seulement, est un peu de démangeaison.

Arrêtons maintenant notre attention sur l'état des cheveux qui ont subi la tonsure. Nous avons dit plus haut que les cheveux tondus étaient en même temps courbés et déviés de leur direction naturelle ; M. Letenneur, à qui nous avions communiqué ce fait, nous suggéra l'idée qu'il était dû à l'accroissement du cheveu tondu : l'observation a pleinement confirmé cette conjecture.

En examinant les plaques à la loupe, on voit d'abord qu'elles sont parsemées de petites élevures arrondies, formées par des squames plus épaisses qu'ailleurs et emprisonnant un et quelquefois 2 et 3 cheveux (1) qu'elles tiennent

(1) En examinant les cheveux à l'état normal, on voit qu'ils sont,

couchés à la surface du derme (1). Ces cheveux sont beaucoup plus longs et plus contournés chez les sujets dont la maladie est plus ancienne ; ils sont alors tordus en spirale ou en *S*. Nous ajouterons que les cheveux malades sont plus gros et plus friables que les cheveux sains ; le premier caractère a été constaté à la loupe et au microscope ; il semble que le poil trouvant un obstacle à son développement en longueur grossisse par l'accumulation dans un plus petit espace des matériaux que lui fournit la nutrition. Cet épaississement existe également pour la partie du poil contenu dans le follicule ; nous avons pu le constater deux fois chez deux sujets différents, et cette circonstance explique comment au niveau du goulot le poil éprouve une sorte d'étranglement.

La friabilité des cheveux s'est manifestée dans deux circonstances différentes : 1° si, avec une aiguille, on débarrasse un des cheveux tondus des squames qui l'enveloppent et qu'on le plie ensuite en différents sens, il ne tarde pas à se rompre ; la même action mécanique exercée sur un cheveu sain est sans aucun effet. 2° Nous avons cherché à arracher, avec une pince fine, des cheveux sains et des cheveux malades, pour étudier comparativement l'état du bulbe ; et, tandis que nous parvenions très-facilement à extraire le bulbe des premiers, nous n'avons pu

---

chez presque tous les sujets, insérés par groupes de deux, trois, et quelquefois quatre ; nous avons constaté plusieurs fois que les élevures des plaques de l'herpès tonsurant répondaient chacune à un groupe de poils, il en est cependant un bon nombre qui ne contiennent qu'un seul cheveu.

(1) Ces élevures ont été indiquées par M. Mahon et par M. Gruby : le premier les attribue au gonflement du follicule pileux ; le second à l'accumulation à l'entrée du goulot du follicule d'une matière sébacée, dans l'épaisseur de laquelle le cheveu malade et ramolli pousse en s'entortillant. Nous répondrons qu'il n'existe point à l'orifice du follicule de matière sébacée ; à l'état normal un liquide onctueux y est incessamment versé ; mais, dans la maladie qui nous occupe, ou ce liquide n'est point sécrété, ou l'accumulation des squames épidermiques s'oppose à son excrétion.

y réussir qu'une couple de fois pour les seconds. Nous ne croyons pas, néanmoins, que le bulbe soit atteint dans cette maladie; la faculté de l'accroissement des poils conservée pendant la durée du mal, l'activité avec laquelle ils repoussent après la guérison, suffisent à démontrer l'intégrité du bulbe pileux.

Lorsque les cheveux commencent à repousser avec leurs caractères normaux, la portion saine pousse devant elle la portion malade, qui ne cesse pas d'être reconnaissable à sa courbure et à son épaisseur, tant que les cheveux n'ont pas subi l'action des ciseaux.

M. Cazenave, cherchant à se rendre compte du singulier phénomène de la tonsure, conclut que c'est l'inflammation qui en est la cause, et non l'espèce d'étranglement que produisent les squames ; il a vu, dit-il, les cheveux tondus à une époque de la maladie où les squames n'existaient pas encore, et il les a vu repousser malgré la persistance de l'état squameux ; de notre côté, nous avons vu les cheveux persister pendant la période inflammatoire et cacher le cercle rosé qui entoure les plaques en voie d'extension ; enfin, toutes les fois que nous avons vu les cheveux repousser, s'il existait encore des squames, ce n'était qu'en petit nombre, et elles n'étaient plus capables de retenir le poil appliqué à la surface de la peau.

Nous ajouterons que beaucoup d'autres maladies du cuir chevelu s'accompagnent d'une inflammation bien plus vive sans donner lieu à la tonsure : le résultat ordinaire d'une inflammation qui n'atteint pas le bulbe d'une manière sérieuse, est une alopécie complète au moins momentanément. Aussi, sans repousser d'une manière absolue l'explication de M. Cazenave, nous ne pouvons l'accepter comme entièrement satisfaisante. Si nous osions hasarder la nôtre, nous dirions que les squames sèches et adhérentes qui entourent le poil à sa base, retiennent le liquide onctueux qui, dans l'état normal, sert à le lubréfier. Le cheveu, devenu plus sec et plus fragile, se brise sous l'influence du moindre effort extérieur.

Je ne m'arrêterai pas à combattre l'opinion de M. Gruby,

qui attribue le phénomène en question au développement dans l'intérieur du cheveu d'un cryptogame, qui en détermine la rupture en détruisant son élasticité. Si les découvertes faites par le microscope ont reçu d'utiles applications, il faut se garder des erreurs auxquelles il peut conduire, et se rappeler qu'il est très-facile de prendre pour des végétaux les globules qui existent en si grande abondance dans les éléments solides ou liquides des corps organisés. (1)

Un des points les plus importants de l'histoire de l'herpès tonsurant, c'est sa nature éminemment contagieuse, dont nous avons eu une ample démonstration par ce qui s'est passé sous nos yeux à l'hôpital Saint-Jacques. C'est une seule malade venue du dehors, qui l'a communiqué à toutes les autres, et la Sœur du service chargée d'exécuter les pansements, a contracté des plaques d'herpès circinné aux mains et aux avant-bras. Enfin, dans les mêmes salles, nous avons deux enfants atteintes de favus disséminé, et pas un seul cas de contagion de cette maladie ne s'est manifesté, tandis que l'herpès tonsurant s'est transmis par contact sous nos yeux, malgré les précautions prises pour nous opposer à sa propagation. Cet herpès, moins tenace que le favus, semblerait donc posséder à un plus haut degré que lui la faculté de se transmettre par contact. Ce qu'il importe encore de remarquer, c'est que l'herpès circinné est dans le même cas, ce qui n'étonnera personne, puisque nous avons établi plus haut que ces deux formes n'étaient qu'une seule et même maladie. Comment donc s'expliquer cette assertion de M. Cazenave, que l'herpès circinné, dépourvu de tout caractère contagieux, acquiert cette pro-

---

(1) M. Malsmten, en 1850 (*Muller arch. et Edimb. med. and surg. journal*), a soutenu la même opinion que M. Gruby. Nous avons examiné avec le plus grand soin les cheveux malades, et le microscope ne nous a révélé autre chose qu'une hypertrophie; il nous a été impossible d'y voir rien qui rappelât la structure des cryptogames.

priété au plus haut degré, en se développant au cuir chevelu sous la forme d'herpès tonsurant?

Pour éclairer ce point de la question, nous rapporterons les communications verbales qui nous ont été faites par M. Letenneur. A Challans, dans la Vendée, où il a exercé la médecine pendant plusieurs années, l'herpès circinné est très-commun, et il est souvent contracté par contagion de la race bovine à l'homme. Ce sont les bouviers et les pâtres qui lui ont présenté ce phénomène.

Chez les premiers, le siége le plus ordinaire était la face antérieure de l'avant-bras; chez les seconds, les bras encore, le cou, le menton et les lèvres, toutes parties dépourvues de vêtements, et susceptibles de se trouver accidentellement en contact avec les animaux atteints de cette maladie.

Chez nos malades de l'Hôpital général, nous avons vu de même les parties dépourvues de vêtements occupées par les plaques de l'herpès circinné.

Enfin, nous ajouterons que M. Letenneur a constaté la communication directe de cet herpès de l'homme à l'homme.

Nous n'avons pas, après cela, à rechercher si l'herpès circinné ou tonsurant se lie à un état général de l'économie; néanmoins, nous pensons que sa durée peut être prolongée par les mauvaises dispositions du sujet qui vient à le contracter.

Cette maladie, sans présenter une bien grande gravité, puisque l'alopécie apparente, qui en est le principal accident, n'est jamais que temporaire, peut se prolonger assez longtemps, par exemple, plus d'une année. Dans tous les cas, les plaques du cuir chevelu sont beaucoup plus tenaces que les cercles développés sur la peau dépourvue de poils, qu'on peut faire disparaître assez rapidement. Quand la maladie marche vers la guérison, on voit la saillie des plaques diminuer, les squames disparaître peu à peu et les cheveux repousser çà et là, soit par mèches, soit isolément.

L'herpès tonsurant peut être confondu avec le favus en cercles, le porrigo decalvans, l'eczema chronique et le pityriasis capitis. Le principal signe diagnostique, qui n'appartient qu'à l'herpès tonsurant, c'est la coupure et la déviation des cheveux, si différente de l'alopécie passagère ou permanente produite par les autres maladies que nous venons d'énumérer.

Nous pouvons ajouter, pour le porrigo scutulata, la différence de l'élément primitif, l'existence des favi, qui peut toujours se constater, pour peu qu'on abandonne pendant quelque temps la maladie à elle-même ; enfin, la ténacité et la longue durée du mal.

Pour le porrigo décalvans, nous signalerons l'absence de squames, la couleur laiteuse de la peau, son aspect lisse et uni.

Pour l'eczema, l'irrégularité des plaques, l'épaisseur des squames, et sauf certains cas rares, l'humidité des surfaces malades.

Pour le pityriasis, enfin, l'absence de vésicules, à toutes les périodes, l'abondance de la desquamation et l'irrégularité de l'alopécie.

Traitement. M. Cazenave recommande de ne pas recourir à des moyens trop énergiques ou trop irritants. Les vésicatoires, par exemple, produisent toujours un mauvais effet, que l'aspect de la maladie n'aurait pu faire prévoir. Sous leur influence, il a vu l'herpès se compliquer d'un gonflement érythémateux, sans aucune modification avantageuse de la maladie principale. Voici les divers topiques essayés par ce praticien (1).

Pour onctions, les pommades avec le calomel, le sous-carbonate de potasse, le sous-borate de soude, à la dose de 1 à 2 grammes pour 30 grammes d'axonge.

Il s'est bien trouvé de frictions faites avec la pommade suivante :

Onguent citrin....... 20 grammes.
Goudron............ 10 —

(1) Mémoire cité sur l'alopécie, et traité des maladies du cuir chevelu.

En lotions, il s'est servi de solutions de sous-borate de soude, de sous-carbonate de potasse, de 2 à 4 grammes pour 500 grammes d'eau distillée ; de décoction de racines d'aunée, d'infusion de roses rouges, d'eau savonneuse.

Il a obtenu encore d'excellents résultats de la pommade suivante :

Tannin . . . . 1 gramme.
Axonge . . . . 30 —
Eau . . . . q. s.

Il fait pratiquer chaque soir, au moment du coucher, des onctions de cette pommade sur les plaques malades, et le matin un lavage des mêmes points avec une des solutions alcalines dont nous avons parlé, ou simplement avec de l'eau de source tiède.

Dans le traité des maladies du cuir chevelu, il préconise par dessus tout le traitement suivant : faire chaque soir sur les plaques malades des onctions avec une pommade au sulfure de chaux, à la dose de 4 à 8 grammes pour 30 grammes d'axonge. Chaque matin une lotion avec de l'eau de guimauve. Deux fois par semaine un bain d'eau de son, en recommandant de laver la tête avec l'eau du bain. Il conseille encore, pour les cas rebelles, les bains gélatineux ou alcalins ; et, enfin, les douches de vapeur. Aux moyens locaux qui sont la base du traitement, il joint chez les sujets faibles l'usage intérieur des amers.

On le voit, et M. Cazenave l'avoue lui-même, ce n'est là qu'une série de résultats empiriques, et le traitement de l'herpès tonsurant ne repose point sur des indications rationnellement formulées.

Sans prétendre combler cette lacune, nous croyons pouvoir établir dès à présent et d'une manière rationnelle, la nécessité de l'emploi des émollients.

Quand on examine ces squames sèches et dures, qui semblent s'accroître assez rapidement par leur face profonde, tandis qu'à leur face extérieure la desquamation est à peine sensible, on reconnaît quelle barrière elles doivent opposer à l'action des topiques, et la première idée qui se présente, c'est la nécessité d'en débarrasser les surfaces malades, pour pouvoir ensuite essayer de les modifier. M. Cazenave avait bien déjà conseillé les émollients en lotions et en bains; mais nous avons pu nous convaincre que sous cette forme ils étaient insuffisants. Depuis plus d'un mois, nous faisons appliquer chaque soir un cataplasme de farine de lin; le matin, nous faisons pratiquer une lotion émolliente, et aussitôt que la tête est essuyée, les topiques en pommades sont employés. En agissant ainsi, nous avons vu en quelques jours se manifester chez plusieurs de nos malades une amélioration rapide; les cheveux débarrassés de squames repoussent assez rapidement; des plaques, qui depuis plusieurs mois restaient stationnaires, sont aujourd'hui très près de la guérison.

Les seules pommades que nous ayons employées sont celles au tannin et au sulfure de chaux. Sous l'influence de la dernière, les plaques de l'herpès circinné ont disparu rapidement. Nous dirons ici en passant que la Sœur s'est débarrassée au moyen de lotions d'eau de Baréges de celles qu'elle avait contractées aux mains et aux avant-bras.

La pommade au tannin dont nous nous sommes servi, contenait 4 grammes de cette substance pour 30 grammes d'axonge; mais celle-ci, comme celle au sulfure de chaux, était presque sans action sur les plaques du cuir chevelu, avant que l'idée nous fût venue d'employer les cataplasmes. L'amélioration obtenue depuis lors nous a éloigné de faire d'autres essais comparatifs; nous nous servons exclusivement aujourd'hui de la pommade au tannin.

Pensant que la résistance du mal au cuir chevelu tenait à la présence des cheveux, nous avons fait un essai avec le topique de Martins; cette tentative n'a eu aucun résultat; le dépilatoire qui enlevait très-bien les cheveux sains n'a point agi sur les cheveux tonsurés.

Nous mentionnerons en terminant un moyen adjuvant que nous a indiqué M. Letenneur, et qui nous a semblé efficace pour empêcher le développement excentrique des plaques d'herpès : c'est de les entourer d'un cercle au moyen du nitrate d'argent.

Arrivé au terme de ce travail, nous ne croyons point avoir épuisé la question; seulement, nous avons la conscience d'avoir ajouté des traits importants à la description de la maladie, et nous pensons avoir suffisamment établi une des principales indications de son traitement. Des études ultérieures conduiront sans doute à une thérapeutique plus rapidement efficace que celle suivie jusqu'ici.

RÉFLEXIONS

SUR

L'HERPÈS TONSURANT,

PAR M. LETENNEUR, D.-M.,

ANCIEN INTERNE DE L'HÔPITAL SAINT-LOUIS.

Si l'utilité d'une bonne classification des maladies avait besoin d'une démonstration, je la trouverais dans l'histoire de l'*herpès circinné* du cuir chevelu.

Cette maladie, confondue autrefois avec d'autres formes pathologiques, a été observée et décrite par M. Mahon sous le nom de *teigne tondante*, et par Alibert sous celui de *porrigine tonsurante ;* mais sous ces noms, cette curieuse et bizarre affection était restée ignorée de la plupart des médecins, parce qu'on ne pouvait la faire entrer dans les cadres nosologiques connus, et que, dès-lors, on la considérait comme une maladie tout-à-fait exceptionnelle.

Depuis que M. Cazenave a démontré que la teigne tondante de M. Mahon était un herpès circinné qu'il nomme *herpès tonsurant*, cette maladie est devenue facile à reconnaître parmi toutes les autres éruptions du cuir chevelu.

Au tableau qu'en a tracé M. Cazenave, M. Malherbe a ajouté des traits nouveaux qui font honneur à son talent d'observation.

En découvrant que l'herpès tonsurant est une variété de l'herpès circinné, M. Cazenave signale un fait dont il ne peut donner l'explication et qui lui semble une anomalie : c'est que l'*herpès circinné possède au cuir chevelu des propriétés contagieuses qu'il n'a pas sur le reste du corps.*

M. Malherbe s'est assuré que cette anomalie n'existe pas, puisqu'il a vu l'herpès circinné se communiquer d'un individu à l'autre, sur différentes régions du corps. M. Cazenave était donc dans l'erreur en croyant que l'herpès circinné n'est pas contagieux.

Du reste, en émettant cet avis, M. Cazenave a reproduit les idées professées par Biett avant 1837. Mais pendant le cours de cette année 1837, j'ai entendu plusieurs fois exprimer par Biett la pensée que cette éruption pouvait se communiquer par le contact. Ce soupçon passa bientôt à l'état de certitude par l'arrivée à l'hôpital Saint-Louis, d'un malade ayant un herpès circinné, et par l'apparition successive de cette affection sur plusieurs autres malades; j'en fus moi-même atteint pendant que j'étudiais les caractères et la marche de l'éruption avec mon collègue et ami M. Legendre, aujourd'hui médecin de l'hôpital de l'Ourcine à Paris.

Je quittai donc l'hôpital Saint-Louis avec la conviction que l'herpès circinné était une maladie contagieuse.

Lorsque je vins exercer la médecine dans la Vendée, je vis que non-seulement l'herpès circinné se communique de l'homme à l'homme, mais encore des animaux à l'homme. J'en ai eu cent fois la preuve, et je m'étonne que ce fait n'ait pas attiré l'attention des dermatologues.

L'herpès circinné est très-commun dans l'espèce bovine, surtout chez les jeunes sujets. On l'observe particulièrement au printemps, lorsque les animaux ont passé l'hiver dans des étables mal aérées, et qu'ils ont eu une nourriture insuffisante ou de mauvaise qualité.

Le siége le plus fréquent de l'éruption est le cou; on y remarque des plaques isolées ou confluentes présentant dans ce dernier cas des bords festonnés; à la surface de ces plaques la peau paraît glabre, et est couverte de squames blanchâtres au milieu desquelles on distingue les poils en partie détruits. C'est exactement ce qui a eu lieu dans l'herpès tonsurant.

Lorsque cette maladie apparaît dans une étable, on regarde comme utile de séquestrer les animaux qui en sont atteints, afin de préserver les autres.

Les personnes chargées du soin des bestiaux, et qui sont exposées à toucher fréquemment les parties malades, contractent facilement des *herpès circinnés*. J'ai observé le plus souvent cette maladie au poignet, à la face palmaire de l'avant-bras, et quelquefois au menton et autour de la bouche, chez des enfants qui avaient l'habitude d'embrasser les jeunes veaux confiés à leur garde.

Le siége le moins fréquent de la maladie est peut-être le cuir chevelu.

La transmission de cette maladie des animaux à l'homme est un fait parfaitement connu des paysans. Si les auteurs classiques n'en parlent pas, c'est qu'ils n'ont étudié les maladies de la peau que dans les hôpitaux et dans les grands centres de population, et que souvent, dominés par des idées préconçues, ils n'ont pas vu la vérité quand elle s'est montrée à eux.

C'est ainsi que, dans une leçon faite par un bon observateur, par M. Cazenave, sur l'herpès circinné (*Annales des maladies de la peau*, 14 mai 1851), le savant professeur montra à ses élèves un malade offrant sur le visage un exemple de cette maladie. Cet homme attribuait son mal à ce qu'il avait porté sur ses épaules un veau dartreux, et cette circonstance ne semble pas avoir frappé M. Cazenave, puisqu'il parla seulement du diagnostic et du traitement.

Je regarde donc comme un fait positif et qui doit être acquis à la science, que l'herpès circinné et l'herpès tonsurant sont également contagieux, soit de l'homme à l'homme, soit des animaux à l'homme.

Mais il est une autre particularité que je n'ai vu indiquée nulle part et qui, depuis longtemps, a fixé mon attention : c'est que l'herpès circinné apparaît souvent sur le scrotum et dans l'aisselle, sans détruire les poils comme l'herpès tonsurant détruit les cheveux.

Dernièrement encore, à l'Hôtel-Dieu (de Nantes), dans le service de M. Gély, confié depuis à M. Chenantais, j'ai observé un nouvel exemple de cette affection. La plaque, qui avait acquis les dimensions d'une pièce de cinq francs, existait dans le sillon fémoro-scrotal, et sur toute la surface de cette plaque les poils étaient aussi forts, aussi nombreux qu'en dehors du cercle vésiculeux.

Voilà donc deux formes d'herpès circinné : l'une qui produit la tonsure, l'autre qui n'a aucune action sur les poils.

Ce n'est pas tout. Il est encore une autre circonstance sur laquelle les auteurs n'ont pas assez insisté, je veux parler de la durée de la maladie.

En général, on écrit que l'herpès circinné a une durée moyenne de un, deux ou trois septenaires, et si l'on parle de l'herpès chronique, c'est presque toujours sous forme dubitative. D'un autre côté, M. Cazenave dit avec raison : que l'herpès tonsurant dure plutôt une année que quelques mois. Cette dernière variété est donc essentiellement chronique.

Je ferai remarquer de suite que la forme aiguë et la forme chronique correspondent précisément, la première à la variété dans laquelle les poils ne subissent pas d'altération, la seconde à la variété qui produit la tonsure.

Pour compléter ce que j'ai à dire de la forme aiguë et de la forme chronique, j'ajouterai que le même individu présente souvent en même temps ces deux formes de la maladie; que la forme chronique est tantôt primitive, tantôt consécutive ; que le passage de la forme aiguë à la forme chronique est souvent, mais non toujours, déterminé par le siége du mal : c'est ainsi qu'un herpès circinné existant au cou ou derrière les oreilles, à l'état aigu, devient en général chronique quand il gagne le cuir chevelu.

Cette distinction étant bien établie, examinons quelques-uns des caractères principaux de l'herpès circinné chronique.

A l'état aigu, le cercle vésiculeux laisse au dedans de lui, à mesure qu'il s'éloigne de son point de départ, une surface recouverte de squames légères, telles qu'on en voit dans la forme la plus bénigne du pityriasis, et cette desquamation est la même sur toutes les parties de la peau, qu'elles soient ou non couvertes de poils.

Dans l'herpès tonsurant, les squames sont plus épaisses, plus adhérentes, comme imbriquées; elles étranglent le cheveu et le font dévier de sa direction naturelle, ainsi que l'a si bien démontré M. Malherbe. Mais l'herpès circinné chronique n'a pas pour siége exclusif le cuir chevelu. Je l'ai observé sur les mains, sur le visage, chez des enfants, c'est-à-dire sur des parties entièrement glabres. Dans ce cas, l'épiderme, surtout vers la circonférence de la plaque, est épaissi, comme raccorni, écaillé; et sans la présence du cercle vésiculeux, on serait tenté de rapprocher la forme de la desquamation de certaines variétés de psoriasis ou de la syphilide cornée.

M. Malherbe s'est assuré que le cheveu, dévié et étranglé par les squames, avait un volume plus considérable qu'à l'état normal. Cette augmentation du volume des cheveux est facile à expliquer; il se passe ici le contraire de ce qui a lieu dans le pityriasis.

Le cheveu éprouve toujours à l'état normal, dans son trajet à travers le canal pilifère, une certaine résistance qui, en assurant sa solidité, empêche une croissance trop rapide. Dans le pityriasis, cette résistance est détruite par la chute, à mesure qu'elle se produit, de la gaîne que l'épiderme fournit au cheveu. Le cheveu perdant ainsi un de ses principaux moyens de fixité cède à la moindre traction et tombe. Le nouveau cheveu s'échappe au-dehors, à mesure qu'il est produit, sans que ses éléments aient eu le temps de se condenser. C'est pourquoi il est moins épais qu'à l'état normal; il tombe aussi facilement que le premier, et le bulbe, fournissant des cheveux de plus en plus grêles, diminue de volume, et finit par s'atrophier. Telle est la cause de l'alopécie qui a lieu dans le pityriasis.

Dans l'herpès tonsurant, au contraire, le cheveu rencontre, à son point d'émergence, une résistance trop grande ; le bulbe, continuant à sécréter, le cheveu gagne en épaisseur ce qu'il perd en longueur.

Non-seulement le cheveu est plus gros qu'à l'état normal, mais encore il est d'une friabilité extrême ; de là la cassure spontanée du cheveu à l'extérieur, de là la difficulté qu'on éprouve à l'arracher, avec une pince, sans le briser. Quelle est la cause de cette friabilité et de la cassure du cheveu ?

Ce phénomène singulier a été attribué, par M. Cazenave, à l'inflammation. M. Malherbe combat cette assertion par des arguments d'une grande valeur. J'ajouterai que c'est précisément dans la forme non inflammataire, ou tout au moins quand il n'existe plus d'inflammation, que la tonsure se manifeste, et jamais dans la forme aiguë. Je serais donc plus disposé à me ranger du côté de M. Malherbe et à expliquer la tonsure par la trop grande sécheresse du cheveu, sécheresse résultant elle-même de ce que les squames étranglant le cheveu à son point d'émergence, empêchent l'issue au dehors de la matière grasse qui devrait les lubréfier.

Cependant, cette explication est insuffisante pour rendre compte de la friabilité des cheveux sous les squames et dans l'intérieur du canal pilifère. Cette friabilité ne tiendrait-elle point tout simplement aux changements qui s'opèrent dans la structure des cheveux par suite de l'obstacle que les squames opposent à leur sortie ; les cheveux hypertrophiés perdant ainsi leur force et leur souplesse.

Certains pathologistes feront intervenir ici le cryptogame qu'on prétend avoir découvert dans l'herpès tonsurant, et chercheront à se rendre compte de toutes les particularités de cette maladie au moyen de parasites végétaux. Il est possible, en effet, que l'existence de ces parasites soit réelle ; mais on aurait tort, comme le font les micrographes et comme l'a fait M. le professeur Requin, de soutenir qu'ils sont la cause et non la conséquence de la maladie ; et bien plus, qu'ils sont toute la maladie.

Ce que j'ai dit plus haut du passage de la maladie de

l'état aigu à l'état chronique, suffit évidemment pour prouver que, s'il existe un cryptogame dans l'herpès tonsurant, il s'est développé sur une partie primitivement malade. Il suffit aussi d'examiner attentivement la marche du mal, pour constater (chose toujours facile) l'existence du cercle vésiculeux qui caractérise l'herpès circinné. On peut, à bon droit, s'étonner que M. Requin refuse d'admettre l'existence des vésicules, parce qu'*elles sont si petites qu'on a de la peine à les voir*, et qu'il n'ait aucun doute sur l'existence du cryptogame qu'on ne peut cependant apercevoir qu'à l'aide du microscope !

Je ne dirai qu'un mot sur le traitement de l'herpès tonsurant.

Deux indications se présentent : 1° arrêter les envahissements du mal ; 2° faire disparaître les désordres que le cercle vésiculeux a laissés derrière lui.

Le meilleur moyen d'empêcher la marche centrifuge de l'herpès, est de le circonscrire de bonne heure dans un cercle tracé avec un crayon de nitrate d'argent ; d'établir ainsi autour de lui une ligne de circonvallation qu'il franchit rarement.

Quant au traitement curatif proprement dit, j'approuve beaucoup les cataplasmes émollients conseillés par M. Malherbe ; ils agissent, non en combattant l'inflammation (il n'y en a pas), mais en entretenant sur les points malades une humidité salutaire.

Parmi les pommades auxquelles on a recours, je donne la préférence à celles qui contiennent des préparations mercurielles.

Je ne comprends pas l'utilité du tannin, ainsi que des autres astringents, sur des surfaces entièrement sèches, et sur lesquelles il faut, au contraire, chercher à rétablir les sécrétions normales qui sont supprimées.

NOTE

SUR

LE PORRIGO SCUTULATA,

A PROPOS DE L'HERPÈS TONSURANT,

PAR M. LETENNEUR, D.-M.

Il est une maladie qu'on a confondue, pendant longtemps, avec l'herpès tonsurant sous un grand nombre de dénominations communes empruntées soit à la forme de l'éruption, soit à sa nature supposée. Cette maladie est le *porrigo scutulata, le favus en cercles ou en écu*. Les lumières répandues depuis quelques années sur l'herpès tonsurant ont augmenté, au lieu de la diminuer, l'obscurité qui a toujours régné sur le porrigo scutulata.

En face des opinions si diverses, si dissemblables qui ont été émises sur le porrigo scutulata, on se sent pris de doute et de découragement, et malgré les descriptions si précises faites évidemment d'après nature, par de bons observateurs, on comprend facilement que certains médecins qui n'ont pas étudié *de visu* cette maladie aient été portés à croire qu'elle n'existait pas, qu'elle avait été créée de toutes pièces par les dermatologues.

Je ne veux point passer en revue ce que les différents auteurs ont dit sur le porrigo scutulata, afin de les mettre en opposition les uns avec les autres, la tâche serait facile, mais sans utilité.

Je me bornerai à constater les variations qu'on retrouve dans les ouvrages de M. Cazenave, que je considère comme l'auteur classique par excellence parmi ceux qui ont écrit sur les maladies de la peau.

Dans son premier traité, M. Cazenave décrit le favus en cercles comme une variété de la véritable teigne, et il indique parfaitement ses caractères distinctifs.

En 1844, il pensait que le favus en cercles n'existait pas, qu'il n'était autre chose que l'*herpès tonsurant décrit par M. Mahon, sous le nom de teigne tondante* (Dict. en 30 vol., article porrigo).

Cette seconde opinion de M. Cazenave a été reproduite et adoptée par les auteurs du *Compendium de Médecine*. Mais, depuis cette époque, M. Cazenave est revenu à sa première manière de voir; il croit aujourd'hui à l'existence du *porrigo scutulata*, et en donne une description que je crois devoir reproduire, parce qu'elle me paraît excellente:

« A une certaine période du favus en cercles, dit » M. Cazenave, on ne découvre, sur le cuir chevelu, que » des plaques bleuâtres recouvertes de squames, dont » l'apparence peut faire croire, au premier abord, à » l'existence d'une affection pityriasique. Si on examine » avec soin l'état des parties malades, on aperçoit sur les » confins de l'éruption des points dont l'aspect semble » annoncer l'évolution prochaine des disques faveux, et on » reconnaît que l'alopécie n'a pas les mêmes caractères que » dans le pityriasis; les cheveux, au moment de leur chute, » loin de présenter sensiblement leur intégrité ordinaire, » offrent un état d'altération des plus manifestes. La circonférence exactement arrondie des plaques faveuses, le » peu d'abondance des squames qui existent à leur surface, » l'aspect grenu et chagriné de la peau qu'elles occupent, » établissent, entre les deux maladies, des différences fondamentales, qui ne sauraient laisser place au doute et à » l'erreur.

» Mahon a très-bien décrit l'apparence particulière de la » peau que nous venons de signaler, apparence qui ne se » retrouve nullement dans le pityriasis; *seulement il a eu le* » *tort de rattacher à la teigne tondante un état patholo-* » *gique qui correspond simplement à l'une des périodes du* » *favus en cercles*.

» A une époque plus avancée de la maladie, les squa- » mes pityriasiques sont remplacés par des disques faveux » qui diffèrent de ceux du favus disséminé par leur moindre » épaisseur. » (*Leçons cliniques de M. Cazenave; Gaz. des Hôpitaux, du* 23 *septembre* 1852.)

Je ne puis m'empêcher de faire remarquer en passant que le texte si clair et si précis de M. Mahon a été interprété de deux manières différentes par M. Cazenave, en 1844 et en 1852.

En 1844, M. Cazenave y retrouvait la description de l'herpès tonsurant.

En 1852, il dit que M. Mahon a décrit, sans s'en douter, sous le nom de *teigne tondante*, une des phases du favus en cercles, et il le blâme d'*avoir ainsi répandu sur les affections du cuir chevelu une fâcheuse obscurité*.

Il faut bien l'avouer, M. Cazenave pourrait aussi (qu'il me pardonne cette réflexion !) mériter un peu le reproche qu'il adresse à M. Mahon, en affirmant, niant et affirmant de nouveau l'existence du porrigo scutulata, de même qu'il a nié l'existence de la pustule faveuse après l'avoir si bien décrite d'après nature.

D'où viennent toutes ces fluctuations, d'où viennent ces opinions si différentes qui se heurtent et se contredisent sans cesse ?

La réponse me paraît facile. C'est d'abord que le favus en cercles est une maladie fort rare, que peu de médecins ont été à même d'observer ; ensuite, c'est qu'on a voulu, bon gré mal gré, en faire une espèce pathologique à part, tandis qu'elle consiste dans la réunion de deux maladies, qu'elle est constituée, en un mot, par une ÉRUPTION FAVEUSE ENTÉE SUR UN HERPÈS CIRCINNÉ.

Telle est la conviction qui résulte, pour moi, de la comparaison que j'établis entre les descriptions données par les auteurs et surtout par M. Cazenave, et le souvenir que j'ai conservé de deux cas de favus en cercles observés par moi, en 1837, à la clinique de Biett.

Tout ce qu'on dit de la première période du porrigo scutulata se rapporte parfaitement à l'herpès tonsurant : la forme des plaques, l'aspect squameux qu'elles présentent, la chute des cheveux qui, *loin d'être intacts comme dans le pityriasis, offrent un état d'altération des plus manifestes;* enfin, *l'aspect chagriné* et la *coloration bleuâtre* des plaques, phénomènes indiqués par M. Mahon, dans la teigne tondante, indiqués par M. Cazenave dans l'herpès tonsurant, et dont je trouve l'explication dans une particularité parfaitement décrite dans le mémoire de M. Malherbe.

Le cheveu plus volumineux qu'à l'état normal, après être sorti du canal pilifère, se contourne et rampe à la surface de la peau, à laquelle il est accolé par les squames, et ne se redresse à l'extérieur qu'à une petite distance de l'orifice du canal pilifère.

C'est le cheveu ainsi incliné qui, paraissant à travers les squames demi-transparentes, donne à la plaque d'herpès tonsurant cette coloration bleuâtre, signalée et non expliquée par les auteurs.

J'ai communiqué cette explication à M. Malherbe, qui l'a trouvée d'autant plus exacte qu'il a remarqué dans l'épidémie d'herpès tonsurant, observée par lui à l'hospice Saint-Jacques, que la teinte bleuâtre n'existait pas chez les individus à cheveux blonds, et qu'elle était d'autant plus marquée que les cheveux étaient plus noirs et plus nombreux.

Les squames si adhérentes de l'herpès tonsurant empêchent les croûtes faveuses de prendre un développement considérable; ces croûtes sont comprimées et comme emprisonnées. Quand elles se produisent, elles apparaissent surtout à la circonférence de la plaque, c'est-à-dire dans les points où l'orifice des conduits pilifères est encore accessible à l'action de la matière contagieuse.

Dans ces points, par suite de la rupture récente des vésicules, l'inoculation de la matière faveuse est même plus facile que sur les parties saines de la peau.

Cela explique comment les croûtes faveuses forment alors des cercles et quelquefois des portions de cercles (*ring-worm*, *anneau vermiculaire*), dans l'aire desquels on ne voit souvent que des croûtes disséminées. La matière faveuse est, sans aucun doute, transportée sur ces points isolés par les ongles du malade qui détachent les squames et mettent à nu l'orifice des conduits pilifères.

D'après ce qui précède, on peut aisément se rendre compte des variations des auteurs qui, pour la plupart, ont écrit de bonne foi, d'après les descriptions faites par leurs prédécesseurs. Il était facile, en effet, de retrouver, dans ces descriptions, les caractères de l'herpès tonsurant et ceux du favus; et selon la préoccupation du moment, on ne voyait que l'une ou l'autre maladie, sans songer qu'elles pouvaient exister en même temps.

L'herpès circinné peut-il, dans certaines circonstances données, se transformer et se recouvrir de croûtes faveuses par une simple modification morbide? Je ne le crois pas. Pour moi, le porrigo scutulata est constitué par deux maladies de nature distincte réunies sur un même point. Mais les croûtes faveuses restant en général renfermées dans les limites des plaques herpétiques, on doit se demander comment il se fait, que sur ces points, la peau soit plus apte que sur les parties saines à subir l'impression de la matière faveuse.

J'ai déjà répondu à cette question en parlant de la dénudation du derme succédant à la rupture des vésicules de l'herpès circinné.

Mais en dehors de cette explication toute naturelle et d'une démonstration facile, je suis porté à penser qu'il y a, dans le mode de vitalité imprimé à la peau par la première maladie, quelque chose de particulier qui favorise la contagion du favus, et cette contagion doit être d'autant plus facile que les squames sont moins épaisses.

Je suis heureux de pouvoir citer, à ce sujet, une observation que j'avais complétement oubliée et que je viens de retrouver en parcourant un mémoire sur le favus, faisant partie des travaux que je présentai en 1838, pour le prix de l'internat (2e année). C'est avec des extraits de ce mémoire que j'ai composé ma thèse inaugurale (*quelques recherches sur le favus*, 1839). Parmi plusieurs observations assez curieuses prouvant la contagion du favus, j'avais recueilli celle-ci :

Un malade fut reçu à l'hôpital Saint-Louis, pavillon Saint-Mathieu, ayant sur la joue une plaque assez large d'herpès circinné. Le centre de la plaque était intact et ne présentait que de légères squames, derniers débris du cercle vésiculeux; au-dessous de ces squames, l'épiderme paraissait aussi épais que sur le reste du visage.

Près de ce malade était couché un homme atteint de favus au cuir chevelu, et au bout de quelques jours toute la plaque d'herpès circinné du premier malade se recouvrit de pustules, puis de croûtes faveuses. La nouvelle maladie ne dépassa pas les limites de la première et formait une plaque assez exactement arrondie.

C'était bien là le porrigo scutulata, le favus en écu ; et pourtant j'avoue que la signification de ce fait ne fut pas comprise alors par Biett ; et, à l'exemple du maître, mon collègue M. Legendre et moi, nous ne crûmes qu'à un de ces faits exceptionnels, véritables jeux du hasard, qu'on ne peut rattacher à aucune loi.

Aujourd'hui, cette observation a pour moi une véritable valeur, puisqu'elle vient confirmer la pensée qui fait l'objet de cette note.

Nantes, Imprimerie de Mme veuve Camille Mellinet. — 51,538.

www.ingramcontent.com/pod-product-compliance
Ingram Content Group UK Ltd.
Pitfield, Milton Keynes, MK11 3LW, UK
UKHW020445220726
13923UKWH00005B/2346